BEI GRIN MACHT SICH IHR WISSEN BEZAHLT

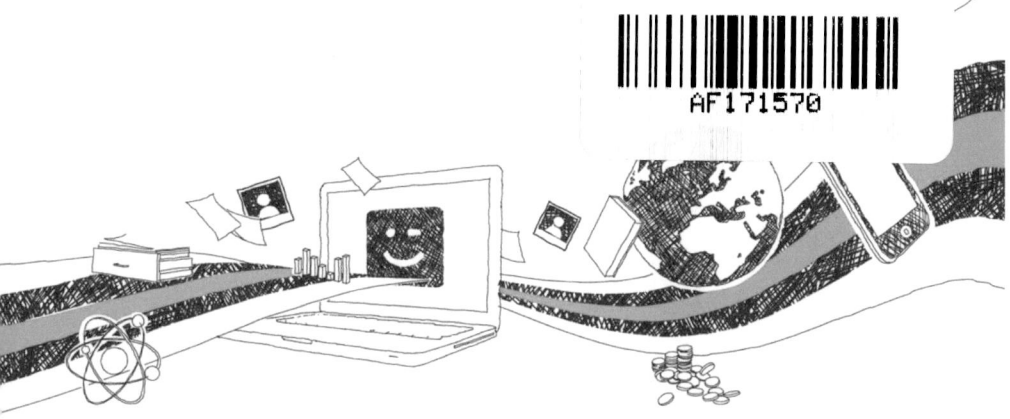

- Wir veröffentlichen Ihre Hausarbeit, Bachelor- und Masterarbeit

- Ihr eigenes eBook und Buch - weltweit in allen wichtigen Shops

- Verdienen Sie an jedem Verkauf

Jetzt bei www.GRIN.com hochladen und kostenlos publizieren

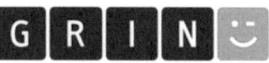

Bibliografische Information der Deutschen Nationalbibliothek:

Die Deutsche Bibliothek verzeichnet diese Publikation in der Deutschen National-
bibliografie; detaillierte bibliografische Daten sind im Internet über http://dnb.d-
nb.de/ abrufbar.

Dieses Werk sowie alle darin enthaltenen einzelnen Beiträge und Abbildungen
sind urheberrechtlich geschützt. Jede Verwertung, die nicht ausdrücklich vom
Urheberrechtsschutz zugelassen ist, bedarf der vorherigen Zustimmung des Verla-
ges. Das gilt insbesondere für Vervielfältigungen, Bearbeitungen, Übersetzungen,
Mikroverfilmungen, Auswertungen durch Datenbanken und für die Einspeicherung
und Verarbeitung in elektronische Systeme. Alle Rechte, auch die des auszugsweisen
Nachdrucks, der fotomechanischen Wiedergabe (einschließlich Mikrokopie) sowie
der Auswertung durch Datenbanken oder ähnliche Einrichtungen, vorbehalten.

Impressum:

Copyright © 2018 GRIN Verlag
Druck und Bindung: Books on Demand GmbH, Norderstedt Germany
ISBN: 9783668909212

Dieses Buch bei GRIN:

https://www.grin.com/document/459503

Julia Konchakivska

Patientenautonomie im Rahmen einer Patientenschulung

GRIN Verlag

GRIN - Your knowledge has value

Der GRIN Verlag publiziert seit 1998 wissenschaftliche Arbeiten von Studenten, Hochschullehrern und anderen Akademikern als eBook und gedrucktes Buch. Die Verlagswebsite www.grin.com ist die ideale Plattform zur Veröffentlichung von Hausarbeiten, Abschlussarbeiten, wissenschaftlichen Aufsätzen, Dissertationen und Fachbüchern.

Besuchen Sie uns im Internet:

http://www.grin.com/

http://www.facebook.com/grincom

http://www.twitter.com/grin_com

Albert-Ludwigs-Universität Freiburg
Institut für Psychologie
Seminar „Rehabilitationspsychologie"
Sommersemester 2018

Hausarbeit zum Thema Patientenautonomie im Rahmen einer Patientenschulung

1. Theoretische Fundierung zum Thema Patientenautonomie

Unter dem medizinethischen Begriff der Patientenautonomie wird das Recht des Patienten verstanden, über jeglichen diagnostischen und therapeutischen Eingriff durch Zustimmung oder Ablehnung selbst zu entscheiden (Schöne-Seifert, 2007). Neben Patientenkompetenz bzw. Gesundheitskompetenz, Patientenorientierung, Teilhabe und Empowerment gehört partizipative Entscheidungsfindung (aus dem Englischen „*Shared Decision Making*", bzw. SDM*)* zu den Bestandteilen der Patientenautonomie.

Es ist eine relativ neue Wendung in der Medizin, die Patienten[1] im Rahmen ihrer Behandlung immer mehr in den Prozess des Entscheidungstreffens miteinzubeziehen. Eine paternalistisch geprägte medizinische Versorgung, die noch vor ca. 30 Jahren vorherrschend war, ist durch eine asymmetrische Kommunikation zwischen Arzt und Patienten gekennzeichnet. Im Rah-men des paternalistischen Modells verfügt der Arzt über die autoritäre Entscheidungsmacht, was die Behandlung des Patienten betrifft, jedoch übernimmt auch die volle Verantwortung für die getroffene Entscheidung. Der Patient spielt dabei eine passive Rolle. Im Gegensatz dazu werden Arzt und Patient in dem Modell der partizipativen Entscheidungsfindung (PEF) als gleichwertige Partner angesehen und die zentrale Rolle in der Behandlung wird den Interessen des Patienten verliehen (Vogel, Helmes & Bengel, 2006).

Die Paradigma Wechsel in der Arzt-Patient-Beziehung kann laut Bergelt und Härter (2010) durch folgende Aspekte begründet werden:

- Verbesserung des Zugangs bei Patienten zu den Fachinformationen über ihre Erkrankungen und derer Behandlung
- Erweiterung der Behandlungsoptionen, die vergleichbar gleiche Effekte erzielen, wodurch Patient die Rolle der „letzten Instanz" bei dem Entscheidungstreffen übernimmt
- Die Verpflichtung der Ärzte (aufgrund von Patientenrechten), Patienten über alle Chancen und Risiken verschiedener Behandlungsmöglichkeiten aufzuklären.

Laut Härter (2004) verläuft die partizipative Entscheidungsfindung als Interaktionsprozess, der durch gleichberechtigte aktive Beteiligung von Arzt und Patient und auf Basis geteilter Information zu einer Einigung führen soll, für welche die beiden Beteiligten die Verantwortung tragen. Ein anderes relevantes Merkmal dieses Modells ist der Fluss der Information, welcher in beiden Richtungen stattfindet: Vom Arzt zu Patient und von Patient zu Arzt. Dabei stellt der Arzt die medizinische Information zur Verfügung und der Patient berichtet über eigene Wünsche und für die Behandlung wichtige persönliche Lebensumstände (Bergelt & Härter, 2010).

---

[1] Aus Gründen der besseren Lesbarkeit wurde stets die männliche Schreibform gewählt, diese wird stellvertretend für die Bezeichnung beider Geschlechter verwendet.)

Von Charles, Gafni und Whelan (1999) wurden für die Charakterisierung von SDM folgende Merkmale beschrieben:

- mindestens zwei Personen (Arzt und Patient) sind an dem Entscheidungstreffen beteiligt
- es werden von beiden Parteien Schritte im Prozess der Entscheidungsfindung unternommen
- das Teilen von Informationen ist eine wichtige Voraussetzung für das Entscheidungstreffen
- die Zustimmung zu der ausgewählten Behandlung wird von beiden Seiten gegeben.

(Warum) ist das Modell der partizipativen Entscheidungsfindung überhaupt wichtig? Wie es schon bereits erwähnt wurde, ist der Zugang zu medizinischen Fachinformationen heutzutage sehr leicht. Das führt dazu, dass Patienten sich selbstständig über ihre Erkrankungen und deren Behandlungsoptionen informieren (können). Dementsprechend gelten Patienten in Bezug auf ihre Krankheiten als „Experte", mit derer Meinung im Behandlungsprozess gerechnet werden soll. Hölzel, Kriston und Härter (2013) fanden in ihrer Studie zur Shared Decision Making heraus, dass die Steigerung der Beteiligung von Patienten an dem Behandlungsprozess zu der Reduktion des Entscheidungskonflikts führt. Die hohe Beteiligung und der niedrige Entscheidungskonflikt führen bei Patienten dementsprechend zu höherer Zufriedenheit mit ihrem Arzt, was bei vielen Patienten, vor allem bei chronisch Erkrankten von großer Relevanz ist.

Jedoch sind nicht alle Patienten dafür bereit, an dem Behandlungsprozess aktiv teilzunehmen. So wurde es anhand von etlichen Studien festgestellt, dass bestimmte Eigenschaften bzw. Merkmale eine höhere bzw. niedrigere Bereitschaft für die SDM vorhersagen können. Hölzel, Kriston und Härter (2013) fanden beispielsweise heraus, dass jüngere Patienten mit höherem Bildungsniveau eher zu der partizipativen Entscheidungsfindung neigen. Die Studie von Aurora und McHorney (2000) zeigte außerdem, dass weibliches Geschlecht und ein geringerer Schweregrad der Krankheit mit der größeren Bereitschaft für Shared Decision Making zusammenhängen.

Obwohl es sich viele positive Wirkungen von PEF beweisen lassen, ist jedoch die gemeinsame Entscheidungsfindung nicht immer für Patienten von Vorteil. Laut Müller-Engelmann et al. (2010) ist die PEF in Krisen- und Notfallsituationen und bei Patienten, die sich dadurch überfordert fühlen, eher zu vermeiden. Darüberhinaus wird die Entscheidung alleine durch den Arzt auch dann getroffen, wenn es eine eindeutige Evidenz zugunsten einer einzigen Behandlungsoption gibt oder wenn die Bedeutsamkeit der Erkrankung für den Patienten gering ist (Bergelt & Härter, 2010).

Vor allem bei chronischen Krankheiten wie Krebs, wo viele Behandlungsoptionen zur Verfügung stehen, kann die PEF sowohl für Patienten als auch für Ärzte von großem Vorteil sein. Eine allgemeine Wirkung von der Partizipation der Krebserkrankten an der Entscheidungsfindung wurde von Hack, Degner, Watson und Sinha (2006) untersucht. An der Studie nahmen 205 Frauen teil, bei denen Brustkrebs diagnostiziert wurde. Die Variablen, die untersucht wurden, waren der Partizipationsgrad der Patienten bei dem Entscheidungstreffen bezüglich der ausgewählten Behandlung und die Lebensqualität. Die Ergebnisse zeigten, dass die Frauen, die sich in der Zeit der Erkrankung für eine aktive Teilnahme an der Entscheidungsfindung entschieden, zeigten in der Nachsorge weniger Fatigue-Merkmale, bessere Lebensqualität, besseren physischen Zustand und waren besser in das soziale Leben eingebunden.

Ernst, Schwarz und Krauß (2004) interessierten sich dafür, bei welchen Aspekten Tumorpatienten am häufigsten mitentscheiden wollen. So stellten sie in ihrer Studie zu SDM fest, dass Tumorpatienten vor allem bei der Therapiewahl, den Rahmenbedingungen der ausgewählten Therapie (Ort, Zeitpunkt) und bei der Frage, ob Familienmitglieder an dem Behandlungsprozess teilnehmen sollen, mitbestimmen wollen. Leider kann vor allem der Wunsch, bei der Therapiewahl mitzuentscheiden, bei manchen Erkrankten nicht erfüllt werden. Häufig ist die ungenügende Informiertheit der Patienten der Grund dafür. So fanden Fallowfield, Ford und Lewis (1995) in ihrer Studie heraus, dass Ärzte nicht selten dazu neigen, die Informationen von Patienten über ihre Krankheiten vorzuenthalten, wenn diese Informationen zu komplex oder negativ konnotiert sind. Es ist vor allem dann der Fall, wenn Ärzte einen Mangel an Kompetenzen im Umgang mit Patientenreaktionen aufweisen. Im Gegensatz dazu gab die Mehrheit (94%) von Krebserkrankten an, so viel Information wie möglich über ihre Diagnose, Prognose, Behandlungsoptionen und deren Nebenwirkungen, vom Arzt bekommen zu wollen. Jones et al. (1999), Stewart (1995), Fallowfield, Ford und Lewis (1995) beschäftigten sich mit der Frage der ungenügenden Informiertheit bei Krebspatienten und deren Folgen. Die Ergebnisse zeigten, dass die Krebserkrankten, die sich mangelhaft über ihre Erkrankungen informiert fühlten, empfanden sich allgemein unsicherer und schlechter, zeigten eher Merkmale von Ängstlichkeit und Depression und neigten eher dazu, „ungünstige" Entscheidungen zu treffen. Im Gegensatz dazu zeigten Mills und Sullivan (1999), Street und Voigt (1997), dass ausreichende Informiertheit bei Krebspatienten bzw. derer subjektives Gefühl mit besserer Lebensqualität, höherer Zufriedenheit, besserer Krankheitsbewältigung und besserer Compliance zusammenhängen.

Im Rahmen der PEF wird heutzutage oft darüber diskutiert, wie dieser Prozess von beiden beteiligten Seiten verbessert werden kann. Es werden beispielsweise unterschiedliche Weiter- und Fortbildungen für Ärzte verschiedener Fachrichtungen angeboten, um ihre kommunikativen Fähigkeiten zu optimieren (Bergelt & Härter, 2010). Es werden auch bestimmte Anforderungen an Ärzten im Rahmen der PEF gestellt: Empathie dem Patienten gegenüber, erschöpfende Diagnoseaufklärung, Erläuterung von Behandlungsoptionen bzw. deren Risiken und Chancen, Eingehen auf Wünsche, Erwartungen, Ängste und Präferenzen des Patienten (Härter, 2004). Bergelt und Härter (2010) betonen, dass für eine erfolgreiche partizipative Entscheidungsfindung auch auf Patientenebene bestimmte Voraussetzungen erfüllt und spezifische Kompetenzen vorhanden sein müssen. Die erste Voraussetzung besteht in der Fähigkeit, eigene Gesundheitsprobleme, Gefühle, Einstellungen und Erwartungen wahrnehmen zu können und darüber dem Arzt zu berichten. Als zweites wird es von Patienten erwartet, dass sie Informationen aufnehmen und bewerten können. Außerdem müssen Patienten bei der Entscheidungsfindung entstehende Konflikte besprechen können. Letztendlich müssen Patienten in der Lage sein, nach der gegenseitigen Einigung hinsichtlich des Handlungsplans ihn auch umzusetzen.

Um Patientenrechte auf der Makroebene zu verstärken wurde im Jahr 2013 das neue Patientenrechtegesetz verabschiedet. Nichtsdestotrotz lässt sich immer wieder beobachten, dass Patienten sich nicht trauen und/oder sich unsicher und gehemmt fühlen, Ärzten zusätzliche Fragen zu stellen, eigene Präferenzen zu äußern usw. Deshalb ist es sehr relevant, Patientenschulungen durchzuführen, um eine stärkere Beteiligung von Patienten am medizinischen Entscheidungsprozess zu fördern.

2. Patientenschulung zum Thema Patientenautonomie bei Patienten mit Brustkrebs

Das Patientenschulungsmodul umfasst 90 Minuten und wird bei Patienten mit der Diagnose „Brustkrebs" durchgeführt. Dieses Modul findet nach dem ersten „Kennenlernen" Modul statt, in dem sich die Teilnehmenden kennenlernten und sich über eigene Geschichten, Wünsche, Erwartungen usw. in Bezug auf die Patientenschulung austauschten. Im Rahmen des aktuellen Moduls wird der Schwerpunkt auf die Verstärkung der Partizipation von Patienten im Entscheidungsfindungsprozess durch bessere Informiertheit gelegt. Das sollte vor allem durch das Trainieren kommunikativer Fertigkeiten und sichereres Auftreten beim Patient-Arzt-Gespräch erfolgen.

Ziel 1. Vermittlung des Wissens über das paternalistische Modell und das Modell der partizipativen Entscheidungsfindung. Nicht selten erleben Patienten im Rahmen der Arzt-Patient-Kommunikation nur das paternalistische Modell. Deswegen ist es wichtig, die

Patienten über die Alternativen diesbezüglich zu informieren und somit die Basis für das Verhalten im Rahmen der PEF zu erschaffen.

Nach der Begrüßung der Teilnehmenden findet eine kurze Vorstellung der Inhalte der heutigen Stunde statt. Danach wird ein Rollenspiel durchgeführt. Dafür fragt der Trainer nach einem Freiwilligen, der die Patientenrolle spielen will. Dem Trainer wird die Rolle des Arztes überlassen. Dabei ist es relevant, dass der Trainer den Arzt im Rahmen des paternalistischen Modells spielt, d. h. er soll im Gespräch eine dominierende Position übernehmen, kein Interesse bezüglich der Wünsche, Präferenzen, Befürchtungen usw. des Patienten zeigen. Der „Arzt" soll auch keine Behandlungsalternativen ansprechen bzw. erläutern, immer sachlich bleiben und ausschließlich im Rahmen der professionellen Beziehung mit dem Patienten agieren. Der „Patient" bekommt einen Zettel mit den Anweisungen über sein Verhalten: Keine zusätzliche Fragen stellen, eigene Präferenzen der Behandlung bezüglich nicht äußern usw. Nach dieser Spielaufgabe fragt der Trainer den „freiwilligen Patienten" und alle anderen Teilnehmenden nach ihrem Eindruck von dem Gespräch und nach Besonderheiten im Verhalten beider Beteiligten, die ihnen aufgefallen sind.

Im Laufe dieses Austausches schreibt der Trainer die von den Teilnehmenden genannten Merkmale der Arzt-Patient-Kommunikation stichwörtlich auf Kärtchen auf. Diese werden später auf der Pinnwand aufgeklebt, um die Merkmale des paternalistischen Modells für die Teilnehmenden zu veranschaulichen.

Für dieses Teilmodul werden ca. 12 (max. 15) Minuten eingeplant.

Ziel 2. *Reflexion über eigene Emotionen, Wünsche, Präferenzen bezüglich der Arzt-Patient-Kommunikation. Dies erfolgt durch den Austausch der Teilnehmenden über eigene Erfahrun-gen.* Die Teilnehmenden sollen anhand dieser Übung ein Verständnis dafür gewinnen, was ist ihnen persönlich bei der Kommunikation mit Ärzten essentiell ist und dementsprechend wel-che Rolle (eher passive oder eher aktive) sie in dieser Kommunikation bevorzugen. Es wird in diesem Teilmodul außerdem auf die Informationen aus dem vorigen Teilmodul eingegangen. Alle Teilnehmenden werden nach ihren eigenen Erfahrungen bezüglich Arzt-Patient-Kommunikation gefragt. Dabei ist es relevant, die Teilnehmenden dazu zu motivieren, sowohl positive, als auch negative Erfahrungen diesbezüglich zu schildern. Der Trainer soll außerdem betonen, dass die Schilderung eigener Geschichten nicht auf konkrete Personen (Ärzte) zu beziehen ist. Das Nennen von konkreten Namen soll vermieden werden. Nach dem Austausch über persönliche Erfahrungen bekommen die Teilnehmenden Kärtchen und werden gebeten aufzuschreiben, was ihnen persönlich bei der Kommunikation mit dem Arzt wichtig ist. Dafür werden ca. 5 Minuten vorgesehen. In der Zeit bringt der Trainer auf die Pinnwand der im Vo-raus vorbereiteten Kärtchen mit Merkmalen von den Modellen der Arzt-Patient-Kommunikation an (dabei werden auch die Kärtchen benutzt, die der Trainer im Laufe des ersten Modulteils angefertigt hat). Danach stellt der Trainer kurz das paternalistische Modell und das Modell der partizipativen Entscheidungsfindung vor (der Schwerpunkt liegt hier an der Erläuterung von zweitem Modell). Zu einer besseren Übersicht und Verständnis werden außerdem die 9 Schritte des PEF Modells präsentiert (siehe *Anhang 1*). Dafür werden schon im Voraus vorbereitete Folien angewendet.

Für dieses Untermodul werden ca. 25 Minuten vorgesehen.

Ziel 3. *Teilnehmende lernen, wie sie PEF in der Kommunikation mit Arzt stimulieren können, d. h. Fragen darüber stellen, was die Teilnehmenden interessiert oder wo Verständnislücken noch bestehen, eigene Erwartungen und Behandlungsziele zum Ausdruck bringen.* Es ist wichtig den Patienten einfache Tricks für die Förderung der PEF zu vermitteln, die sie später im realen Gespräch mit Ärzten benutzen können. Denn dadurch können sie ihren Partizipationsgrad an dem Entscheidungsfindungsprozess erhöhen.

Für dieses Teilziel werden Fragen vorgestellt, die von Shepherd et al. (2011) in ihrer Studie ausgearbeitet und in der Praxis überprüft wurden. Jede(r) Teilnehmende bekommt von dem Trainer jeweils eine Karte mit folgenden Fragen (hier ist es wichtig, dass die Kärtchen in zwei unterschiedlichen Farben sind und in gleicher Menge verteilt werden):

1. Was sind meine (Behandlungs-)Optionen?
2. Was sind Nutzen und Risiken?
3. Wie wahrscheinlich sind diese?
4. Was geschieht, wenn ich „nichts tue"?

Danach erfolgt die Erklärung, dass diese Fragen die Menge der von dem Arzt gegebenen Information über die Erkrankung steigern soll. Darüberhinaus sollen diese Fragen bewirken, dass der Arzt die Involviertheit des Patienten an dem Entscheidungsfindungsprozess mehr fördert. Dies sollte dementsprechend die Arzt-Patient-Kommunikation stärken und somit die Behandlung positiv beeinflussen (Shepherd et al., 2011). Als nächstes soll der Trainer weitere Tipps für eine gelungene Arzt-Patient-Kommunikation vorstellen (diese stehen ebenso auf vorher verteilten Kärtchen):

- vor dem Gespräch mit dem Arzt alle Fragen, die mich (Patienten) interessieren, extra aufschreiben (in einem kleinen Notizbuch, das man überall mitnehmen kann). Das soll verhindern, dass Patienten bei dem tatschlichen Gespräch mit dem Arzt, welches oft durch Zeitdruck, erhöhte emotionale Belastung usw. gekennzeichnet ist, etwas vergessen;
- diese Fragen in eine (persönlich) logische Reihenfolge organisieren, z. B.: Am Anfang die wichtigsten Fragen, die auf jeden Fall in diesem Gespräch geklärt werden müssen

(z. B. „Was haben die Untersuchungen ergeben"). Weniger wichtige (aus der persönlichen Sicht) Fragen können danach gestellt ggf. gestrichen werden.

- wenn der Patient sich bei dem Gespräch mit Arzt sicherer in der Begleitung einer vertrauten Person fühlt, muss diese Person im Voraus darüber informiert werden, was der Patient beim Arzttermin klären will und worin ihre Unterstützung bestehen soll.

Für dieses Teilmodul werden ca. 15 Minuten veranschlagt. Dabei soll beachtet werden, dass der Trainer eventuell etwas mehr Zeit einplanen soll, falls die Teilnehmenden noch irgendwelche Fragen zu klären haben.

Ziel 4. *Teilnehmende üben, die im Rahmen des heutigen Moduls erhaltenen Tipps zur Verbesserung der Arzt-Patient-Kommunikation in einer praktischen Übung anzuwenden.* Da Pateinten mit relativ viel Information in diesem Modul konfrontieren müssen, ist es relevant das kürzlich bekommene neue Wissen gleich praktisch anzuwenden. So wird das Behalten des Wissens verstärkt.

Für dieses Teilziel wird ein Rollenspiel vorgeschlagen. Der Trainer erklärt, dass anhand der Farbe von im vorigen Modul erhaltenem Kärtchen die Teilnehmenden sich in 2 Gruppen aufteilen sollen: z. B. alle Teilnehmenden mit den blauen Kärtchen spielen jetzt Patienten und alle mit den gelben Kärtchen übernehmen die Arzt-Rolle. Die Teilnehmenden bekommen auch ca. 5 Minuten für die Vorbereitung: Dabei sollen die „Patienten" die in diesem Modul vorgestellten Tipps und eigene aufgeschriebenen Wünsche, Präferenzen nochmal durchlesen; die „Ärzte" sollen in dieser Zeit die Anweisungen lesen, die sie von dem Trainer bekommen (in den Anweisungen steht das „Szenario" des Gesprächs und die Beschreibung des im Rahmen des paternalistischen Modells konkreten Verhaltensmusters, das von „Ärzten" im Spiel angehalten werden soll). Nach der Vorbereitung sollen sich Teilnehmende zusammenfinden, d. h. jeweils ein Arzt und ein Patient. Falls die Zahl der Teilnehmenden ungerade ist, muss der Trainer die entsprechende fehlende Rolle übernehmen (am besten soll immer mehr „Patienten"-Kärtchen verteilt werden, damit der Trainer die Arzt-Rolle spielt). Dann findet das Rollenspiel statt. Der Trainer (falls er selbst in dem Spiel nicht involviert ist) soll in der Zeit das Geschehene beobachten und ihm aufgefallene Besonderheiten notieren (später kann er das Aufgeschriebene aufgreifen und mit Teilnehmenden besprechen).

Für dieses Teilziel werden ca. 15 (max. 20) Minuten vorgesehen.

Ziel 5. *Reflexion über das im Rahmen des Moduls erworbene Wissen, die persönliche Wichtigkeit/Nützlichkeit dieses Wissens, über die Schwierigkeiten, die eventuell bei dem praktischen Umsetzen des Wissens auftreten können.* Dadurch sollten die Teilnehmenden eigene Einstellungen bezüglich ihrer persönlichen Kommunikation bzw. Beziehung zum Arzt besser verstehen und dementsprechend in der Zukunft agieren.

Die Teilnehmenden sollen dazu motiviert werden, ehrlich über das heutige Modul zu diskutieren. Es sollten solche Punkte aufgegriffen werden, wie „Wie ist meine allgemeine Vorstellung von der Arzt-Patient-Kommunikation?", „Entspricht diese Vorstellung eher dem paternalistischen Modell oder dem Modell der PEF?", „Finde ich die Umsetzung des hier erworbenen Wissens realistisch?", „Was soll/kann ich unternehmen, um diese Umsetzung zu ermöglichen?", „Welche Schwierigkeiten können dabei auftreten und wie kann ich damit umgehen?". Der Trainer soll hier betonen, dass die Teilnehmenden ihre Kommunikation mit dem Arzt im Rahmen des Modells aufbauen sollten, in welchem sie sich wohl fühlen (und das muss nicht das Modell der PEF sein). Außerdem ist es relevant anzusprechen, dass durch das Erkennen von eigenen Präferenzen und Wünschen, das Bedürfnis nach einem Arztwechsel entstehen kann. In diesem Fall sollen die Teilnehmenden ermutigt werden, diesem Bedürfnis zu folgen ohne Angst zu haben, ihren Arzt dadurch „verletzen" zu können.

Für dieses Teilziel werden ca. 15-20 Minuten eingeplant.

3. Reflexion

Der Begriff der Patientenautonomie ist sehr komplex und umfangreich. Im Rahmen dieser Arbeit wurde es für eine tiefere Auseinandersetzung mit dem Thema „Partizipative Entscheidungsfindung" entschieden, denn es gibt viele Beweise für positive Wirkungen der aktiven Patientenbeteiligung an dem Behandlungsprozess auf Patienten und auf die Bezie-hung zwischen Arzt und Patienten. Dennoch lassen sich auch viele Schwierigkeiten bei der Umsetzung der PEF sowohl von der Arzt-Seite als auch von der Patienten-Seite feststellen. Eins der wichtigsten Hindernisse liegt in den fehlenden bzw. ungenügenden kommunikativen Fertigkeiten der Patienten. Dies lässt sich jedoch anhand von spezifischen Übungen und Tipps erfolgreich verbessern. In hier ausgearbeitetem Patientenschulungsmodul wurde dementspre-chend der Schwerpunkt auf die Verstärkung der Patientenbeteiligung am Entscheidungsfindungsprozess durch das Trainieren ihrer kommunikativen Fertigkeiten ge-legt.

Obwohl Ergebnisse vieler Studien für die Notwendigkeit der Beteiligung der Patienten an der PEF sprechen, ist solche aktive Teilhabe des Patienten jedoch manchmal eher abzuraten. So könnte die Umsetzung dieses Moduls in Schwierigkeit geraten, wenn es Teilnehmende gibt, die sich in einer Krise- oder Notfallsituation befinden und/oder durch Miteinbeziehen in den Entscheidungsfindungsprozess sich überfordert fühlen. Es lässt sich nicht ausschließen, dass an dieser Patientenschulung auch die Frauen teilnehmen können, die eher das paternalistische Modell der Arzt-Patient-Kommunikation bevorzugen. Das ist z. B. bei älteren Patienten zu erwarten. In diesem Fall sollte der Trainer vor allem bei der Umsetzung des Ziel 2. den

Reaktionen der Teilnehmenden Acht geben. So könnte beispielsweise das nicht Schildern von eigenen Emotionen, Wünschen, Präferenzen bezüglich der Arzt-Patient-Kommunikation ein Zeichen dafür sein, dass das Thema der PEF bei diesen Patienten keine Relevanz besitzt. In dieser Situation könnte der Trainer sich mit solchen Teilnehmenden nach dem Modul unterhalten und gemeinsam auch für sie eine passende Lösung finden.

Bei der Umsetzung des 2. Ziels könnte auch die Gefahr bestehen, mehr Zeit als geplant in Anspruch zu nehmen. In diesem Fall liegt es an der Fähigkeit des Trainers, die Diskussion gut zu koordinieren. Es sollte auf jeden Fall den Teilnehmenden das Gefühl verliehen werden, sich offen und ohne Zeitdruck austauschen zu können. Es könnte jedoch passieren, dass die Diskussion erst sehr schwer und langsam in Gang kommt. Um dieses Problem zu beheben kann sich der Trainer an konkrete Personen mit gezielten Fragen wenden: z. B. „Frau X, wie haben Sie über Ihre Diagnose erfahren? Haben sie dabei die Empathie von Ihrem Arzt empfunden?" usw. Manche Patienten können bei der Diskussion eine Hemmung empfinden, da sie befürchten, die Kompetenz ihres Arztes dadurch in Frage zu stellen. In diesem Fall soll von dem Trainer betont werden, dass es bei der Diskussion nicht um die Persönlichkeiten oder ärztliche Kompetenz geht, sondern um die subjektiven Empfindungen der Patienten. Gegebenenfalls soll auch an die im Rahmen der Patientenschulung bestehende Schweige-pflicht erwähnt werden.

Manche Patienten verfügen heutzutage immer noch über ungenügende Informiertheit in Bezug auf ihre Rechte als Patienten. Deswegen besteht ein Vorteil dieses Patientenschulungsmo-duls in seiner aufklärenden Funktion. Alleine die Erkenntnis über eigene Rechte, in dem Behandlungsprozess mitbestimmen zu können, kann Patienten zu einer aktiven Teilnahme bewegen.

Ein anderes Problem, dass sich bei etlichen Patienten beobachten lässt ist ein unsicheres Auftreten in der Arzt-Patient-Kommunikation. Deswegen wurde dieses Modul auf die Stär-kung von kommunikativen Fertigkeiten der Patienten ausgerichtet. Im Rahmen des Moduls bietet sich die Möglichkeit an, in einer vertrauten Atmosphäre und mit einer professionellen Unterstützung eigene Kommunikationsfähigkeiten zu verbessern. Darin besteht ebenso eine große Stärke dieses Moduls.

Es lässt sich dennoch nicht ausschließen, dass der Transfer des erworbenen Wissens bzw. Fertigkeiten in die Realität sich bei manchen Patienten als eine große Herausforderung aufweisen kann. Um dies zu erleichtern, könnte der Trainer noch einmal auf die Möglichkeit verweisen, sich als Patient bei einem Arzt-Patient-Gespräch begleiten zu lassen.

Ein Aspekt, der zu einer besseren Informiertheit beiträgt und somit den Beteiligungsgrad von Patienten an der PEF steigert sind Entscheidungshilfen. Aus den Gründen des Zeitmangels wurde es jedoch in diesem Schulungsmodul nicht darauf eingegangen. Nichtsdestotrotz wird die Relevanz der Entscheidungshilfen für Patienten immer mehr diskutiert. So betonen Härter und Dirmaier (im Druck), dass Entscheidungshilfen Patienten zur Reflexion eigener Einstellungen motivieren sollen und beim Abwägen individueller Entscheidungsmöglichkei-ten helfen. Die Signifikanz dieses Themas ist nicht zu unterschätzen und sollte in nächsten Modulen aufgegriffen werden.

Literaturverzeichnis

Aurora, N. K. & McHorney, C. A. (2000). Patient preferences for medical decision making: Who really wants to participate? *Med Care*, 38, 335-412.

Bergelt, C. & Härter M. (2010). Patrizipative Entscheidungsfindung. Shared Decision Making: Der Patient als Partner. *Best practice Onkologie*, 5, 49-55.

Charles, C., Gafni, A. & Whelan, T. (1999). Decision-making in the physician- patient encounter: revisiting the shared treatment decision-making model. *Social Science and Medicine*, 49, 651-661.

Ernst, J., Schwarz, R. & Krauß, O. (2004). Shared Decision Making bei Tumorpatienten. Ergebnisse einer empirischen Studie. *Journal of Public Health*, 12, 123-131.

Fallowfield, L., Ford, S. & Lewis, S. (1995). No news is not good news: Information preferences of patients with cancer. *Psychooncology*, 4, 197-202.

Hack, T. F., Degner, L. F., Watson, P. & Sinha, L. (2006). Do patients benefit from participating in medical decision making? Longitudinal follow-up of women with breast cancer. *Psycho-Oncology*, 15, 9-19.

Härter, M. (2004). Partizipative Entscheidungsfindung (Shared Decision Making) – Ein von Patienten, Ärzten und der Gesundheitspolitik geforderter Ansatz setzt sich durch. *Zeitschrift für ärztliche Fortbildung und Qualitätssicherung,* 98 (2), 89-92.

Härter, M. & Dirmaier, J. (im Druck). Diagnoseaufklärung, Information und Entscheidung über Behandlungen – Patientenbeteiligung und partizipative Entscheidungsfindung. In U. Koch & J. Bengel (Hrsg.), *Enzyklopädie der Psychologie – Medizinische Psychologie (Band 2).* Göttingen: Hogrefe.

Hölzel, L. P., Kriston, L. & Härter M. (2013). Patient preference for involvement, experienced involvement, decisional conflict, and satisfaction with physician: a structural equation model test. *BMC Health Services Research*, 1-10.

Jones, R. et al. (1999). Cross Sectional Survey of Patients' Satisfaction with Information about Cancer. *British Medical Journal*, 6, 1247–1248.

Mills, M. E. & Sullivan, K. (1999). The importance of information giving for patients newly diagnosed with cancer: a review of the literature. *Journal of clinical nursing*, 8(6), 631-642.

Müller-Engelmann, M., Keller, H., Donner-Banzhoff, N. & Krones, T. (2010). Shared decision making in medicine: the influence of situational treatment factors. *Patient Education and Counseling*, 82, 240-246.

Schöne-Seifert, B. (2007). Normative Grundfragen. In B. Schöne-Seifert (Hrsg.), *Grundlagen der Medizinethik* (39-78). Stuttgart: Kröner.

Shepherd, H. L. et al. (2011). Three questions that patients can ask to improve the quality of information physicians give about treatment options: A cross-over trial. *Patient Education and Counseling*, 84, 379–385.

Stewart M. A. (1995). Effective physician-patient communication and health outcomes: a review. *CMAJ*, 152, 1423-1433.

Street, R. L. & Voigt, B. (1997). Patient Participation in Deciding Breast Cancer Treatment and Subsequent Quality of Life. *Medical decision making*, 17(3), 298-306.

Vogel, B. A., Helmes, A. W. & Bengel, J. (2006). Arzt-Patienten-Kommunikation in der Tumorbehandlung: Erwartungen und Erfahrungen aus Patientensicht. *Zeitschrift für Medizinische Psychologie*, 15, 149–161.

Anhang 1

	Prozessschritte der partizipativen Entscheidungsfindung (Bergelt & Härter, 2010)
1	Mitteilen, dass eine Entscheidung ansteht
2	Gleichberechtigung der Partner formulieren
3	Information über Wahlmöglichkeiten („Equipoise")
4	Information über Vor- und Nachteile der Optionen
5	Verständnis sichern, Gedanken und Erwartungen erfragen
6	Präferenzen ermitteln
7	Aushandeln
8	Gemeinsame Entscheidung herbeiführen
9	Vereinbarung zur Umsetzung der Entscheidung treffen

BEI GRIN MACHT SICH IHR WISSEN BEZAHLT

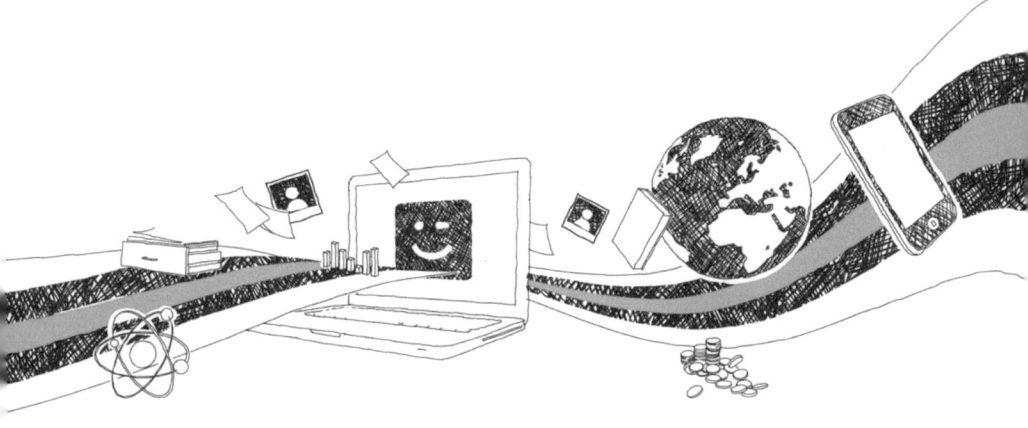

- Wir veröffentlichen Ihre Hausarbeit, Bachelor- und Masterarbeit

- Ihr eigenes eBook und Buch - weltweit in allen wichtigen Shops

- Verdienen Sie an jedem Verkauf

Jetzt bei www.GRIN.com hochladen und kostenlos publizieren

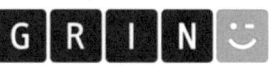